Wanner.

Essai
Sur la Vie et la Mort.

P. 1851

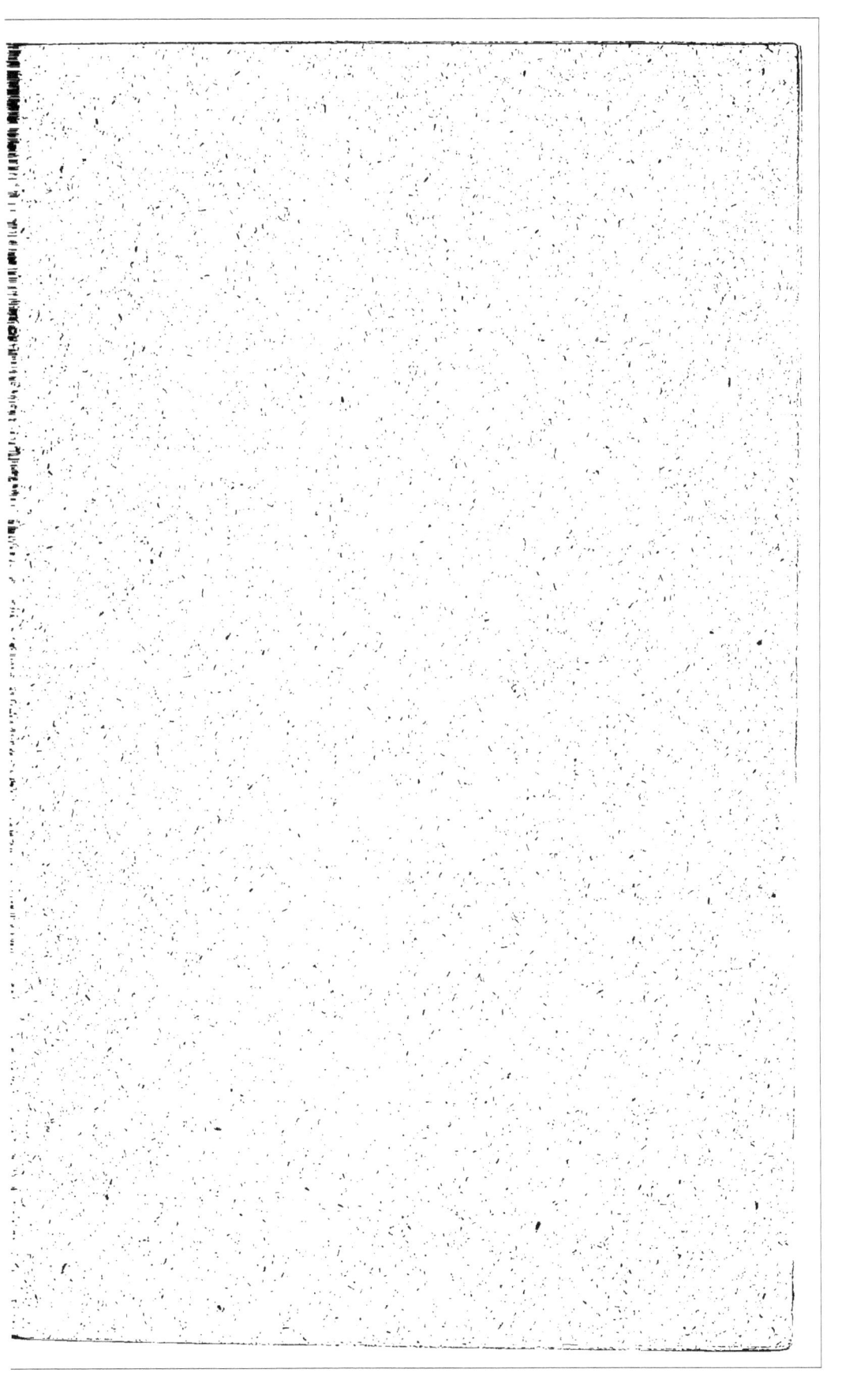

Tb 11 43

ESSAI

SUR

LA VIE ET LA MORT.

Imprimerie de RAYNAL, à Rambouillet.

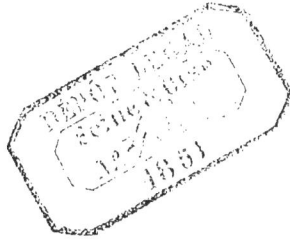

ESSAI

SUR

LA VIE ET LA MORT

LES MALADIES

LEURS CAUSES ET LEUR TRAITEMENT,

DÉDUITS

D'UNE MOYENNE THERMOMÉTRIQUE NORMALE DE L'ORGANISME.

PAR LE DOCTEUR **WANNER**.

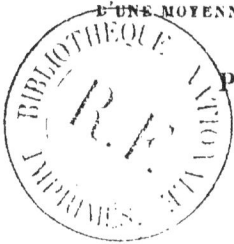

PARIS,

LABÉ, LIBRAIRE DE LA FACULTÉ DE MÉDECINE,
Place de l'Ecole-de-Médecine, 23 (ancien n° 4).

1851

AVANT-PROPOS.

L'anatomie pathologique a rendu un immense service, en indiquant la situation et les caractères physiques des lésions. Cependant, les lésions n'étant en définitif que le résultat des modifications amenées par les rapports des principes de l'organisme, — soit que le milieu thermométrique du corps dépasse 38° c., soit que ce milieu restant toujours à 38° c., les actes de composition et de décomposition ne soient pas assez nombreux pour fournir la somme de calorique nécessaire à l'économie, — il en résulte que l'anatomie pathologique, seulement applicable au diagnostic, ne peut éclairer logiquement sur le traitement des maladies.

C'est donc pour résoudre cette question que, depuis deux ans, j'ai l'honneur de solliciter l'attention bienveillante de l'Académie des sciences (voir les Comptes-Rendus), et que je soumets encore aujourd'hui cette brochure au jugement de mes confrères et des corps savants.

Mon unique but est de démontrer que 38° c. constituent le terme moyen de la chaleur animale, dans lequel peuvent seulement s'opérer les rapports

1

entre les équivalents des principes de l'économie, pour organiser les tissus (1.), et que c'est uniquement vers l'intégrité du maintien de ce degré que tendent l'hygiène et la thérapeutique.

Par ce court aperçu,— en attendant la publication d'un ouvrage plus étendu, — dois-je compter assez sur l'intérêt du public pour faire comprendre que la condition essentielle de la vie ne dépend que de l'équilibre qui doit exister entre la nutrition et l'évaporation?

Nous croyons fermement qu'au jour seulement où il sera admis comme principe, que l'organisation de l'homme ne peut être entretenue qu'au moyen de ces deux fonctions, — dont l'action toute physique se modifie selon les divers climats, — la médecine aura enfin une base solide, sur laquelle on pourra s'appuyer; alors aussi, nous osons l'espérer, on verra finir, pour la thérapeutique, cet état conjectural qui parfois caractérise encore cette science.

(1) Tout le monde sait qu'au dessous de 0° c. aucun acte d'organisation ne peut s'opérer dans tous les corps de la nature, et qu'au dessus de ce degré il s'établit une échelle thermométrique en rapport avec l'organisation de chaque corps, depuis le végétal le plus infime jusqu'au mammifère le plus gigantesque.

Ce fait devient très apparent dans le poulet, qui pour se développer et éclore, *quoique fécondé*, a besoin d'être soumis à une incubation exigée par cette loi naturelle.

ESSAI

sur

LA VIE ET LA MORT.

Le corps de l'homme, — comme tous les corps de la nature, à quelque règne qu'ils appartiennent, — est composé de gaz condensés : puisque d'après Lavoisier tous les métaux peuvent s'évaporer dans un milieu convenablement raréfié, et qu'aujourd'hui, un physicien célèbre, M. Desprez, fait évaporer au moyen de la pile, les métaux les plus réfractaires, même le titane.

La formule du corps de l'homme est connue ; les chimistes ont donné l'analyse de tous ses tissus. Seulement, comme la nature a des secrets qui seront longtemps pour nous des mystères, notre intelligence a de la peine à comprendre par quelle loi ces différents gaz condensés, en se groupant, forment tels ou tels tissus, si différents pour chaque organe, et jouissant de certaines propriétés, comme le cerveau, les nerfs, les muscles, etc. ?

Mais si nos sens ne sont pas assez parfaits pour

pénétrer les secrets intimes des rapports de la matière, lorsqu'elle est divisée à l'infini, le génie de l'homme, avec le secours de la physique et de la chimie, peut cependant parvenir à se rendre compte des lois générales qui président au maintien de la vie.

La manière, dont se distribuent d'abord le système nerveux, espèce de courant galvanique, puis le système circulatoire, puis la divisibilité moléculaire ou plutôt le mode de suspension des principes qui constituent le sang préparé par la digestion et la respiration, pour fournir les éléments nécessaires à l'organisation des tissus, enfin la rapidité avec laquelle ce fluide pénètre les organes, expliquent avec quelle harmonie la nature a tout disposé pour entretenir un continuel échange entre les équivalents des principes matériels de l'organisme, et pour faciliter à chaque instant, d'une manière incessante, les actes de composition et de décomposition, afin de renouveler la trame osseuse dans les os, la fibre motile dans les muscles, la fibre nerveuse dans les nerfs.

Chaque acte spécial qui a lieu dans un temps déterminé, développe de la chaleur; et comme à ce temps en succèdent d'autres, c'est à cette série de temps, — pendant laquelle a lieu une infinité d'actes plus ou moins multipliés, en raison des différents climats, — qu'est dû le dégagement de calorique nécessaire à l'économie, pour résister à l'action de l'atmosphère.

Pour que cet enchaînement de phénomènes puisse s'opérer, il est utile d'abord que le calorique de tout l'organisme soit au degré normal, que le sang soit, relativement à la masse du corps, dans des proportions déterminées, et que ses parties intégrantes soient dans des rapports convenables; car lorsque le sang est trop aqueux, il passe à travers les parois de ses conduits et s'épanche dans les tissus voisins. La présence dans ce fluide de quelques atômes étrangers peut aussi l'altérer profondément, comme l'a démontré M. le professeur Magendie, en injectant dans les veines d'un chien des matières putrides; à peine quelques parcelles sont-elles passées dans la circulation que cet animal est pris de symptômes formidables.

Depuis longtemps les naturalistes ont appliqué le thermomètre sur tous les points habitables du globe aux mammifères, et principalement à l'homme, afin de préciser leur degré de calorique. Une fois qu'il fut bien constaté que ce degré était 38° c., on s'est contenté seulement d'en noter l'observation sans chercher en aucune manière à se rendre compte du but de la nature en maintenant ce degré.

J'attache donc une grande importance, je dirai même plus, je tiens à honneur d'avoir le premier compris que si 38º c. existent généralement pour tous les mammifères dans tous les climats où il leur est permis de vivre, c'est que ce degré est le seul milieu thermométrique dans lequel les principes du corps peuvent se combiner pour organiser les tissus.

Si, pour maintenir son degré de calorique, le corps est obligé de s'assimiler des aliments et de s'introduire de l'air atmosphérique, il est également utile, pour que les actes de composition et de décomposition ne soient pas modifiés dans leurs rapports, que les principes résultant des sécrétions soient rejetés au dehors. Il en est de même pour le calorique qui, renouvelé et reproduit sans cesse, finirait, en devenant trop abondant, par amener des modifications graves, si, pour faire place à celui qui lui succède, il ne se perdait dans l'atmosphère.

Deux fonctions importantes concourent simultanément à ce but : la première est la nutrition, la seconde l'évaporation.

La nutrition se divise en alimentation et en respiration.

Les aliments sont animalisés, et ingérés plus abondamment, les boissons sont alcoolisées, et prises en plus grande quantité, à mesure que l'on avance vers le nord. Il en est de même pour l'air respiré, qui contient sous le même volume à mesure

que l'on s'éloigne du midi, une plus grande somme
d'oxigène et d'azote.

Tous les corps appartenant aux divers règnes de
la nature, possèdent la propriété d'évaporation;
seulement, pour les animaux et principalement
pour l'homme, elle s'effectue dans certaines circonstances par transudation, tandis qu'elle se fait
par transpiration insensible dans un air soit raréfié, soit agité, soit froid.

L'évaporation par transudation est ce qui constitue la sueur : elle a lieu 1o lorsque le sang est
porté avec abondance aux organes périphériques,
comme par exemple dans un bain de vapeur, après
un violent exercice, dans certaines maladies et
dans les pays méridionaux; 2o lorsque la circulation a été presque suspendue pendant quelques instants, comme dans la syncope, ou bien lorsque cette
fonction est pour s'éteindre, comme chez les agonisants.

Dans le premier cas, le sang étant porté avec
abondance à la périphérie, il existe là un plus
grand nombre d'actes de composition et de décomposition, de sorte que les principes de sécrétion qui en résultent sont rejetés au dehors en trop
grande quantité pour pouvoir s'évaporer; ce qui
forme la sueur.

Ainsi on comprend que dans une température
élevée, qui attire la circulation à la périphérie, et

sous l'influence de laquelle les tissus cutanés sont
constamment dans un état de relâchement, la transudation soit presque continuelle, car c'est la raison
par laquelle l'économie peut résister à une forte
chaleur : comme Francklin le démontra le premier,
en comparant le corps à un Alcarazas, seul moyen
que la nature a à sa disposition de le débarrasser de
son calorique. Cet abaissement de température va
si loin quelquefois, que les habitants du midi, afin
de maintenir leur degré de chaleur à l'état normal, sont forcés de faire usage d'aliments forte-
ment épicés.

Chez les individus tombés en syncope, la transudation dépend des efforts que font les organes
pour rejeter au dehors les principes du sang qui,
quoique baignant les tissus, ne concourent qu'avec
difficulté à quelques actes de composition et de décomposition. Quant aux agonisants, ne semble-t-il
pas que, dans un moment où les actes de composition et de décomposition sont très près de s'anni-
hiler, cette transudation soit le résultat des efforts
que fait le corps pour se débarrasser de la sura-
bondance de principes qui, au lieu de concourir à
ces actes, y fait plutôt obstacle ?

Si la sueur est utile pour enlever l'excès de calorique chez les individus qui jouissent d'une
bonne constitution, elle est très nuisible chez
les anémiques, les phthisiques, et chez les indi-

vidus affectés de fièvres intermittentes, parce qu'alors elle tend à diminuer la somme de température chez ces personnes dont la faculté d'en produire est déjà très affaiblie.

La transpiration insensible se modifie, comme on sait, par les différents milieux atmosphériques et par l'exercice. Elle est, sans contredit, le mode de déperdition le plus favorable, pourvu qu'elle soit équilibrée par une alimentation suffisante, même grossière, puisque les habitants pauvres des montagnes ou des pays froids, sont toujours d'une santé robuste, et que jamais l'on n'observe de phthisiques partout où il existe une ventilation considérable. Elle peut cependant être nuisible dans certains cas, lorsqu'elle est portée trop loin, comme dans les hautes régions de l'air, etc.

La transpiration insensible fournit beaucoup plus de principes à l'évaporation que la transudation, car cette dernière formant autour du corps une couche humide, il lui faut un certain temps pour que l'évaporation s'effectue.

D'après les expériences d'Edwards, que j'ai répétées, l'évaporation, dans un air humide, peut être graduellement de six à sept fois moins considérable que dans un air sec.

Lorsque, par cette cause d'humidité, l'évaporation est peu abondante, la sécrétion urinaire et l'expiration pulmonaire peuvent-elles remplacer la sueur? Il importe peu que l'eau, provenant des actes de composition et de décomposition, soit rejetée par les urines ou par les sueurs, car l'acide urique et les quelques sels qui proviennent des actes qui ont eu lieu dans les organes splanchniques, sont toujours expulsés par l'urine, que cette dernière soit abondante ou rare; seulement, lorsqu'elle est abondante elle est claire, tandis qu'au contraire, lorsqu'elle est rare elle est rouge.

Mais lorsque l'acide carbonique et l'azote des sécrétions sont répercutés, ils changent nécessairement les rapports des principes qui ont lieu dans les organes, et les modifications qui en résultent sont toujours graves.

Par ce qui précède, il est facile de se convaincre que plus la déperdition est considérable, plus les actes de composition et de décomposition se multiplient, et par conséquent, plus la nutrition devient abondante, et plus la somme de calorique, toujours à 38° c., peut être en rapport avec tous les atmosphères : ce qui, alors, constitue l'apogée de la santé. La vie ne se soutient donc que par l'ensemble des phénomènes qui se passent dans tout l'organisme pour y entretenir constamment à 38° c. la quantité nécessaire de calorique, tandis que la mort ne résulte que de l'anéantissement des actes de composition et de décomposition, par conséquent de toute production de calorique. Ce qui permet aux principes matériels de l'organisme, de se replacer sous l'empire mystérieux de la nature, pour concourir alors, en subissant d'autres combinaisons, à de nouvelles créations.

Si la quantité nécessaire de calorique à 38° c. composé la moyenne thermométrique que doit avoir le corps de l'homme en santé, l'état de maladie ne consiste que dans l'élévation plus ou moins considérable de son degré de calorique, et dans la difficulté qu'éprouve l'économie à fournir, selon les divers climats, la somme suffisante de chaleur, quoique toujours à 38° c., en raison de la diminution plus ou moins grande qui existe dans le nombre des actes de composition et de décomposition.

Toutes les maladies, excepté les maladies contagieuses et les maladies cutanées, —dont je parle plus loin,—ont pour cause une température humide soit élevée, soit froide, et une nourriture insuffisante ou de mauvaise nature.

Les maladies, peu importe l'organe affecté, et quelle qu'en soit la cause, peuvent se diviser en état inflammatoire, dans lequel les actes sont très multipliés, et dans lequel également la somme de calorique, conséquence de ces actes, se trouve d'un ou plusieurs degrés toujours au dessus de 38° c.; position qui se maintient d'autant plus longtemps que le sang est riche en fibrine et en globules : et en état d'anémie lorsque, contenant plus de sérum que de globules et de fibrine, le sang ne fournit pas les éléments nécessaires pour produire assez d'actes et développer suffisamment de calorique, quoiqu'il soit toujours à 38° c., pour résister aux températures.

Dans les milieux de plus en plus humides, la répercussion des principes de sécrétion, tels que l'azote et l'acide carbonique, a toujours lieu en proportion de l'humidité, et plus ces principes sont répercutés en abondance, plus les actes de composition et de décomposition se modifient, et plus il existe d'accidents graves, en raison non seulement de l'organe affecté, mais aussi de l'élévation du degré thermométrique atmosphérique. Car dans ce cas, plus le corps se trouve exposé à une température élevée, moins le calorique surabondant étant rejeté au dehors, plus l'économie en est sursaturée, et alors plus les rapports de ses principes diffèrent de ceux qui ont lieu dans son milieu thermométrique normal, et plus il y a aussi de modifications, par conséquent de produits pathologiques.

C'est pour cela que la fièvre jaune ne règne que dans les climats très chauds et très humides, dont le degré de température dépasse toujours 30° c.

Que la peste d'Orient exige également un certain degré de température élevé, puisqu'elle ne se déclare habituellement que dans certaines contrées, telles que les côtes de Syrie et de la Méditerranée.

Que la fièvre typhoïde ne se remarque ordinairement que dans les saisons où la chaleur est tempérée et l'atmosphère humide, comme au printemps et à l'automne.

Que le catharre pulmonaire n'est toujours occasioné que par le passage brusque d'une température chaude à un froid humide, et surtout lorsque le corps est en sueur, ce qui contribue, non seulement alors, en enlevant à l'économie une plus grande somme de calorique, à abaisser très rapidement sa température, mais aussi à répercuter très promptement les principes de sécrétions.

Quoique les maladies contagieuses et épidémiques ne soient pas causées par l'état atmosphérique, elles ont cependant besoin, pour exister, d'être favorisées par certaines températures, car c'est à peine si l'on observe des maladies de peau dans les pays froids.

Les affections anémiques sont déterminées également par les milieux atmosphériques humides, et par une alimentation soit détériorée, soit insuffisante.

Jusqu'à présent, on a toujours attribué les causes des fièvres intermittentes aux émanations marécageuses, mais puisque ces émanations existent plus ou moins toute l'année, c'est pendant toute l'année que l'on devrait observer ces sortes de fièvres; et pourtant elles ne se déclarent que durant certaines saisons, où la température est très élevée pendant le jour, et froide et humide pendant la nuit.

C'est sur les bords de la mer, dans les lieux voisins des marais, des lacs, des étangs, des mares dont les eaux sont stagnantes et vaseuses, des rivières qui coulent lentement, que l'on observe ces fièvres, mais seulement on ne les rencontre qu'à l'époque où pendant le jour et pendant la nuit existe la différence de température que je viens d'indiquer. En France, elles ne règnent ordinairement qu'au mois d'août, jusqu'à la fin de septembre. Les personnes qui y sont le plus exposées sont les individus faibles, épuisés par toutes sortes de causes, et surtout les enfants, les femmes, les vieillards. L'accès qui caractérise ces maladies offre ordinairement trois stades ; sa durée est de quatre à douze heures. Quelquefois l'accès survient sans signes précurseurs, d'autres fois, au contraire, il est annoncé par des étourdissements, des maux de tête, des douleurs aux membres, des spasmes dans les mollets.

Dans tous les cas, le premier stade, caractérisé par le froid, commence par des bâillements, des pandiculations, de la lassitude, du frisson, des horripilations; la respiration devient laborieuse, le malade éprouve des nausées, quelquefois il a des

vomissements qui ne peuvent dépendre que de la
respiration qui alors est incomplète (1) ; le pouls
est petit, faible et lent ; la peau devient pâle, l'urine
est limpide ; certains malades n'éprouvent qu'un
refroidissement léger, chez d'autres le froid est très
intense, les membres sont fléchis et rapprochés du
tronc ; ils sont agités par des secousses convulsi-
ves, les dents se heurtent avec bruit, la voix est
altérée et le malade articule difficilement.

A ces phénomènes succède une chaleur mala-
dive ; ce passage du frisson à la chaleur est quelquefois rapide ; le plus souvent il existe entre les
deux stades un espace de quelques minutes, d'un
quart-d'heure et même davantage, pendant lequel
le malade n'a plus froid et n'a pas encore chaud.

La chaleur, principal symptôme du second stade,
se montre ordinairement à la tête et à l'épigas-
tre, et de là, s'irradie aux autres parties, augmen-
tant d'intensité à mesure qu'elle devient générale;
la peau prend une teinte rouge, plus marquée à
la face. Le malade qui, jusqu'alors était resté im-
mobile, se retourne, s'agite pour trouver une atti-
tude plus commode, et pour diminuer le malaise et
la chaleur qu'il éprouve. La soif se déclare et aug-

(1) M. de Humbold a démontré que le vomissement a
toujours lieu lorsque la respiration, quelles qu'en soient
les causes, est incomplète.

mente avec la chaleur ; la respiration s'élève ; le
pouls acquiert de la fréquence ; l'urine est rouge.
A ce stade, qui dure depuis quinze à vingt minutes
jusqu'à plusieurs heures, succède en général celui
de la sueur, qui peut être abondante ou légère, consister en une simple moiteur ou humecter une
grande partie du lit. Elle se montre d'abord à la
tête, ensuite sur le devant de la poitrine, à la partie supérieure et interne des cuisses ; son odeur est
presque toujours aigre et analogue à celle du le-
vain. Dès l'apparition de la sueur, la respiration
devient plus libre, la soif, la chaleur et la céphalalgie diminuent, le pouls est plus souple, et l'u-
rine, qui est très foncée, dépose un sédiment bri-
queté.

D'après les nombreux malades affectés de fièvres
intermittentes, vulgaires ou pernicieuses, auxquels j'ai été à même de donner des soins, soit
en Espagne, soit à Rambouillet, soit en Sologne,
j'ai été conduit à penser que ces fièvres n'ont uniquement pour cause que l'action toute physique de
l'atmosphère sur l'économie, par conséquent que
ces maladies ne dépendent 1o que de la perte suc-
cessive de calorique plus grande que l'organisme
ne peut réparer ; 2o de la perte de l'équilibre de
ce fluide ; 3o de la respiration du gaz des marais
(hydrogène carboné), qui, n'étant d'aucune utilité
dans l'acte respiratoire, concourt encore à l'épui-

sement du calorique; 4° enfin de la résorption dans l'économie des principes des sécrétions.

Ainsi, ces fièvres se déclarent seulement dans les contrées où règne une humidité constante, et durant certaines saisons, pendant lesquelles, comme je viens d'en faire la remarque, la chaleur de l'atmosphère est très élevée le jour, tandis que pendant la nuit elle est très froide et très humide. Le corps, pendant le jour, perdant peu de calorique, n'a pas besoin d'en réparer beaucoup : aussi prend-il peu d'alimentation ; tandis que pendant la nuit, se trouvant dans un milieu froid et humide, dans lequel il ne subit aucun mouvement, il perd plus de calorique qu'il ne peut en réparer; mais en subissant l'action de ces diverses alternatives de température, il perd aussi l'équilibre de son calorique : enfin, en raison de l'humidité à laquelle il est soumis, les principes des sécrétions se trouvent répercutés. Par cet épuisement successif, il arrive à cet état de frisson qui constitue le premier stade, durant lequel le sang est porté de la périphérie au centre, ce qui, à la longue, produit l'engorgement des organes, surtout de la rate. Le second stade est causé par les modifications dans les rapports des principes matériels de l'économie que déterminent l'azote et l'acide carbonique répercutés (1), modifications qui amènent cet état

(1) *Voyez* page 3, où il est parlé de l'altération pro-

2

inflammatoire par lequel le calorique se rétablit, et même s'élève bientôt de plusieurs degrés au dessus de 38º c. Dans ce stade, comme la respiration est très élevée et la circulation rapide, il résulte de l'abondance du sang porté à la périphérie, une très grande quantité de principes d'excrétions, qui sont alors rejetés au dehors en trop grande abondance pour s'évaporer : ainsi se forme la sueur (troisième stade) dont l'évaporation, en abaissant le calorique du corps, est l'unique cause de la cessation de l'accès.

Si cette maladie dure quelque temps, l'appétit se perd de plus en plus, et le corps prenant à peine d'aliments au dehors, est forcé de brûler le carbone de la fibrine et des globules de son sang, qui devient bientôt de plus en plus séreux, ce qui, à la longue, détermine l'hydropisie.

Ce qui prouve — que la fièvre intermittente tient à l'épuisement et à la perte d'équilibre du calorique du corps, produits par une température tantôt élevée, tantôt humide et froide, — c'est qu'on est parvenu à faire déclarer cette maladie chez des chiens que l'on faisait rester dans des caves, et auxquels on donnait peu de nourriture, en leur faisant faire tous les jours une course forcée qui les mettait en sueur, puis en les plongeant aussitôt

fonde que détermine la présence de quelques atômes étrangers dans le sang.

pendant quelques instants dans un baquet d'eau froide. On a également fait la remarque que les personnes qui ne font que passer pendant le jour dans les Marais-Pontins, sans y demeurer la nuit, ne sont jamais affectées de ces fièvres.

La phthisie pulmonaire, les scrophules, ont pour cause 1º une alimentation ou plutôt des boissons qui contiennent de la chaux en dissolution, comme me l'ont démontré, il y a six ans, les recherches auxquelles je me suis livré en Sologne. Je n'ai pas rencontré de phthisiques dans une certaine étendue de cette province, où le sol ne contient pas de la chaux, comme l'a également constaté depuis M. le professeur Becquerel, tandis qu'il existe dans ce pays déjà quelques phthisiques, dès que l'on commence à apercevoir dans ce pays un peu de marne. Enfin, sur le banc calcaire qui entoure cette localité et qui s'étend jusqu'à Châlons-sur-Marne, on rencontre plus de phthisiques que partout ailleurs. 2º Le séjour prolongé dans une habitation où l'humidité n'est pas assez considérable pour provoquer l'inflammation des organes, mais cependant suffisante pour modifier à la longue les fonctions digestives; ce qui force le sang à abandonner à la combustion le carbone de ses globules et de sa fibrine qui, diminuant en proportion de l'augmentation du sérum, permet à une plus grande quantité de principes cal-

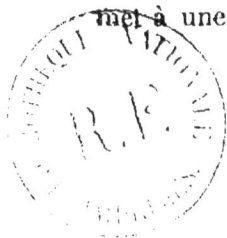

caires de s'y dissoudre, comme le prouvent les analyses que m'a bien voulu faire M. Ch. Mène, jeune
chimiste distingué, auquel j'exprime ici toute ma
gratitude.

500 grammes de sang d'un homme sain contiennent 1 centigramme de chaux.

500 grammes de sang de phthisique contiennent
2 centigrammes de chaux.

Si de nouvelles analyses, auxquelles M. Ch.
Mène et moi nous nous proposons de soumettre
d'autre sang de phthisique, viennent confirmer
ces premières, elles seront d'un grand poids
en faveur de l'opinion que j'ai émise dans le Mémoire intitulé de l'*Étiologie de la Tuberculisation*,
que j'ai lu, il y a quatre ans, à l'Académie de médecine (1). Mon opinion était fondée, non seulement
sur ce qu'il n'y a pas de phthisiques en Sologne, où
l'on ne rencontre pas de chaux, mais encore sur les
analyses de M. Lassaigne, qui prouvent que les tubercules sont formés par du phosphate de chaux et
de la matière animale. Dans ce Mémoire, j'établis-
sais qu'il faut pour que cette maladie se déclare,
que les aliments contiennent de la chaux et que le
sang soit appauvri, afin que le sérum puisse se sur-
saturer de chaux. Il est de toute probabilité que

(1) L'Académie, au sujet de ce Mémoire, a voté des
remerciements à l'auteur.

dans cet état où se trouve le sang, les poussières respirées se logent dans les cellules, principalement au sommet de l'organe pulmonaire, et que ne pouvant s'y dissoudre comme lorsque le sang n'est pas sursaturé, elles y servent de noyau tuberculeux. Le point du poumon où existe ce noyau étant le siége d'une inflammation locale suffisante pour produire une fausse membrane, devient également le siége d'un dépôt permanent de particules de phosphate de chaux qui s'entourent encore de fausses membranes. Alors ces particules de phosphate calcaire déposées et ces fausses membranes développées subissant, sous l'influence du milieu thermométrique de l'économie, une organisation particulière, constituent les granulations appelées tubercules.

Le scorbut est également occasioné par un milieu froid et humide et par une nourriture insuffisante, ce qui force le corps à brûler le carbone de sa fibrine et de ses globules, et amène le sang à un degré de défibrination tel que par sa fluidité il s'échappe à travers les gencives.

Comme toutes les maladies ne sont dues qu'à l'élévation de la température du corps au dessus de 38° c. (inflammation), et à la difficulté qu'éprouve l'organisme de produire son calorique normal (anémie), le seul but du médecin, dans ces deux cas, doit être de ramener la température du corps à 38° c.

L'unique moyen pour y parvenir ne consiste qu'à rétablir l'équilibre entre la nutrition et l'évaporation.

L'inflammation étant causée par un excès de calorique, il est facile de comprendre que l'économie n'a pas besoin de prendre alors au dehors les éléments qui en développent encore, surtout lorsque la circulation elle seule, par sa trop grande activité, en dépasse la somme de production. Bien au contraire, afin que le calorique ne s'irradie pas des organes digestifs dans tout l'organisme, pour éviter toute réaction, je prescris au malade l'usage de la glace à l'intérieur, du volume d'une dragée, qui lui est administrée nuit et jour, sans discontinuité, jusqu'à l'abaissement de sa température au dessous de 38° c. Par ce moyen, je parviens graduellement à abaisser sans accident la température de l'économie, car la quantité de glace prise à chaque instant est bien minime, en comparaison de la masse du calorique du corps.

Pendant tout le temps qu'on administre la glace, il faut aussi déterminer une transudation factice en faisant des passes fréquentes sur la tête, le ventre, les bras et les cuisses, au moyen d'une éponge imbibée d'eau froide. Ce moyen qui remplace partiellement la sueur est beaucoup plus utile, parce

que plus l'eau est froide, plus elle a besoin, pour
effectuer son évaporation, d'enlever à l'économie
une plus grande somme de calorique. Ces passes
doivent être préférées aux douches prolongées d'eau
froide, ainsi qu'aux bains froids, qui ont le grave in-
convénient de mettre en rapport une masse immense
de température froide avec celle du calorique de
tout le corps, ce qui détermine des accidents, soit
en abaissant trop rapidement le calorique du corps,
— dont l'élévation dans l'état de maladie est toujours à maxima , — soit en empêchant l'évaporation des principes des sécrétions qui sont alors répercutés.

Ce moyen est également préférable à l'application permanente d'une certaine quantité de glace,
soit sur la tête soit sur le ventre, qui a l'inconvé-
nient de déterminer une lutte plus ou moins pro-
longée dans des parties déjà malades; car le calorique de tout le corps se porte de tous les organes
vers ces parties pour résister à l'action réfrigérante
et trop active de la glace.

Par ces différents moyens parfaitement combi-
nés, je parviens toujours facilement et sans accident, à abaisser la température du corps jusqu'à
38° c. et même au dessous, comme le prouve cette
expérience que j'ai faite sur un mammifère (un lapin)
du poids de 3 kilogrammes, et que j'ai communi-
quée il y a un an à l'Académie des sciences. Après

avoir fixé un tube dans la bouche de cet animal, qui était attaché de manière à ce qu'il ne pût remuer, et lui avoir mis dans l'anus un thermomètre centigrade, je lui introduisis à chaque instant, à l'aide d'un refouloir, de la glace pilée dans l'œsophage : au bout d'une heure le thermomètre marquait 36° c., et après une autre heure et demie il ne marquait plus que 30° c.

Cette expérience démontre donc que dans l'inflammation, on peut facilement abaisser la température de l'économie au dessous de 38° c., et lorsqu'elle est ainsi abaissée, le corps développant alors moins de calorique que lorsqu'il est à ce degré, met, ainsi que le prouve, Edwards, de vingt-quatre à trente-six heures pour revenir à son état normal. Ce temps assez long que l'économie met à réparer ce fluide, lui permet de ne plus revenir au degré inflammatoire : car alors, le milieu de calorique dans lequel ont lieu les actes de composition et de décomposition modifiés de manière à constituer l'état d'inflammation n'existant plus, ou plutôt se trouvant replacés dans les conditions de la loi de la vie, la maladie se trouve annihilée, et cesse si rapidement qu'il est impossible de le croire, si on n'en a pas été témoin.

Ce traitement doit constamment réussir *sans exception* au début de toutes les maladies inflammatoires, qu'elles soient médicales ou chirurgicales,

par la raison qu'en abaissant graduellement le calorique, comme nous venons de l'indiquer, les rapports des principes du corps qui avaient lieu dans
un milieu au dessus de 38° c., sont forcés de ren-
trer, ou plutôt de se faire sous ce degré, qui est la
seule condition de l'organisation.

Il existe pour le traitement des maladies cutanées, telles que la variole, la rougeole, la scarla-
tine, un préjugé malheureusement trop répandu :
c'est que pour faciliter la sortie des boutons, il
faille maintenir les malades dans un air non renouvelé et très chaud, et leur donner des boissons très
échauffantes, telles que l'infusion de bourrache. Ce
traitement, qui détermine chez ces malheureux une
agitation presque toujours mortelle, est une méthode regrettable qui ne peut encore qu'élever la
température du corps, surtout chez des malades où
elle ne l'est déjà que trop, puisque chaque plaque,
chaque pustule est un foyer qui développe du calorique en excès.

Si, au lieu de les soumettre à cette torture en
élevant ainsi leur température, on consulte les succès obtenus constamment par un traitement tout
contraire, par les Bartholin, les Theden, les Sy-
denham, les Zimmerman, les Currie et, de nos
jours, par un homme même étranger à la médecine
Priessnitz, comme M. le docteur Schedel le rap-
porte dans son ouvrage sur l'*Hydrothérapie*, on

verra que le seul moyen de guérir ces maladies est d'abaisser la température.

Deux observations de variole confluante, qui me sont personnelles, m'ont démontré combien, par un traitement réfrigérant bien dirigé, cette maladie devenait bénigne : chez ces deux malades la glace fut administrée constamment à l'intérieur, avec des passes d'eau au moyen d'une éponge, sur les bras et sur le front, pour calmer la céphalalgie; ce traitement fut continué jusqu'à cessation de la fièvre : l'éruption se fit très facilement, et ces malades ne se plaignirent seulement que de la douleur causée par les pustules.

Si jusqu'à présent, dans le traitement des maladies, on n'a pu se rendre compte des succès imprévus et des résultats fâcheux obtenus par l'application du froid, cela tient sans aucun doute à ce que ce traitement par le froid n'a jusqu'à présent toujours été qu'empirique, soit qu'on ait exposé l'organisme à un contact réfrigérant disproportionné, soit que l'on n'ait pas mis dans son administration la gradation méthodique indiquée dans ce Mémoire, gradation qui est la seule condition indispensable de succès.

Ainsi, à une certaine période avancée d'une maladie, lorsque déjà il existe des lésions considérables, il serait très imprudent de chercher à abaisser la température en employant un traitement réfrigé-

rant, d'autant plus qu'alors les organes fonction-
nant avec difficulté, ne réparent qu'à grand' peine
le calorique. Dans ce cas, il est donc préférable
d'administrer de légers toniques, et, s'il y a néces-
sité, on déterminera une transudation locale en appliquant des vésicatoires, et on excitera l'évaporation par une ventilation artificielle.

On possède encore d'autres moyens pour abaisser
la température; quoique moins énergiques que
l'emploi du froid, ils doivent cependant être mis
en usage dans certaines circonstances : 1o la sai-
gnée, qui, en enlevant au sang une partie de sa masse,
a pour but de diminuer la quantité des actes de
composition et de décomposition, par conséquent la
somme de calorique; 2o les potions stibiées et certains purgatifs qui, lorsque les voies digestives permettent leur emploi, amènent une abondante transudation du canal gastro-intestinal ; 3o les vésicatoires, qui, appliqués sur la partie correspondant
au point malade, non seulement y déterminent une
transudation locale, mais encore déplacent l'action
inflammatoire, comme les moxas, les sinapismes,
les ventouses, etc.

Dans le catharre pulmonaire, où les lésions du
poumon passent rapidement de l'état d'engoue-
ment à celui d'hépatisation, on peut tenter d'a-
baisser la température par le traitement jusqu'à
présent indiqué, qui consiste à pratiquer des sai-

gnées, à donner des boissons et des potions gommeuses qui, tapissant le pharynx d'un enduit mu-
cilagineux, empêchent la toux d'être provoquée
par le contact de l'air et par le passage des crachats expulsés; on applique de larges vésicatoires
sur la partie correspondante au point malade, et
si les voies digestives le permettent, on conseille
l'emploi de potions stibiées à haute dose, qui pro-
voquent, non seulement des transudations gastro-
intestinales considérables, mais encore, par l'activité que ce médicament imprime à la circulation,
procurent des sueurs abondantes.

Cependant je citerai cinq cas de catharre pulmonaire avec crachement de sang, dont j'ai obtenu
la guérison en deux ou trois jours, en administrant
la glace à l'intérieur après avoir appliqué un large
vésicatoire sur la partie de la poitrine correspondant au point engoué, où l'on entendait du râle
crépitant. M. le docteur Layraud fut témoin d'un
de ces faits.

Dans les affections anémiques c'est encore sur
ces deux fonctions qu'il faut agir; mais, au lieu
d'abaisser la température du corps, il faut au contraire s'efforcer, par tous les moyens, de restituer
au sang ses principes constituants, afin de rendre
à ce fluide sa faculté suffisamment productive de
calorique.

La méthode thérapeutique rationnelle est bien

simple : elle consiste généralement pour toutes les affections anémiques, à exciter l'évaporation en plaçant le malade dans un bon air, à le nourrir de viandes rôties, de volailles, d'œufs; à lui donner pour boissons des tisanes amères; à lui conseiller l'usage des ferrugineux, et s'il existe dans un organe un état pathologique, qui en y maintenant une certaine élévation de chaleur y entretient un *stimulus*, dont l'effet sera de déterminer des engorgements, des indurations, le médecin a à sa disposition l'emploi de purgatifs, de vésicatoires, de ventouses, de moxas. Il peut aussi faire pratiquer des passes d'eau froide, ou y appliquer d'une manière permanente, au moyen d'une vessie, de l'eau à la température de glace fondante.

Dans les fièvres intermittentes les malades doivent être changés d'air : on leur fera habiter un endroit sec et aéré, et, non content de leur faire prendre du sulfate de quinine, il faudra aussi les soumettre à un régime tonique.

Quant au traitement de la phthisie, on s'est jusqu'à présent trop exclusivement occupé de soigner l'organe pulmonaire. Ainsi, on administre aux malades du lait d'ânesse, des loochs, des tisanes gommeuses, on leur applique des vésicatoires sur le sommet de la poitrine, on pratique à cette région des frictions avec de l'huile de croton ; mais toute cette médication peut-elle faire disparaître les tu-

bercules, dont l'action ici purement mécanique détermine tous les phénomènes pathologiques ob-
servés dans les poumons à chaque phase de cette
maladie?

Comme dans cette affection l'état tuberculeux
des organes pulmonaires ne dépend que d'une mo-
dification constante de l'organisation, déterminée
par un séjour prolongé dans un milieu humide et
par une alimentation insuffisante et calcaire, ou
par toute cause qui tend à appauvrir l'économie,
ce n'est uniquement que contre ces causes qu'il
importe d'agir.

Le traitement ne doit donc consister qu'à rendre solubles les tubercules et à restituer au sang ses
principes intégrants, afin que, ne contenant en état
de dissolution que la quantité de chaux nécessaire
à l'économie, il ne puisse plus se former de tubercules.

Ces résultats ne seront obtenus que par l'évaporation et la nutrition.

A cet effet, on doit placer le malade dans un milieu aéré et sec, et faire mettre constamment dans
sa chambre de la chaux, pour en faire disparaître
toute humidité : afin d'obtenir artificiellement une
évaporation abondante, on le soumet tous les jours
pendant plusieurs heures, au moyen d'un appareil
particulier dont j'ai établi les bases et que je me
réserve de faire connaître ultérieurement à l'Aca-

démie, à une ventilation à diverses températures.
On modifie l'inflammation, et on obtient une transudation locale en appliquant un vésicatoire sur
la partie de la poitrine correspondant au point malade. Seulement pour éviter toute souffrance et
laisser échapper le liquide, on perce la vésicule
sans déchirer la peau.

Dans certains cas, pour enlever le calorique
surabondant, il sera convenable de pratiquer
deux ou trois fois dans la journée, pendant quelques secondes, sur la partie antérieure et supérieure de la poitrine, quelques passes au moyen
d'une éponge imbibée d'eau froide.

La nutrition qu'on peut appeler thérapeutique,
se compose de substances contenant une certaine
quantité d'hydrogène carboné, qu'on administre
avec plus d'avantage à l'état solide tel qu'en pilu-
les, que suspendu dans un liquide, d'autant plus
que le sang n'est déjà que trop séreux, et les malades trop affaiblis par les sueurs. On peut remplacer soit l'eau de goudron soit les tisanes, par
la naphtaline, la stéarine, l'extrait de gentiane.
L'iodure de fer, l'huile iodée, doivent être don-
nés avec grand avantage. Puisque l'iodure de chaux
est soluble, ce n'est donc qu'en formant un iodure
de chaux avec les particules de phosphate de chaux
des tubercules, qu'agissent les médicaments contenant de l'iode.

Ces moyens peuvent encore avantageusement
être indiqués à la place de l'huile de foie de mo-
rue, dont l'odeur est si repoussante, et qui n'a dû
sans doute ses résultats qu'à l'hydrogène carboné
et à l'iode, qu'elle contient en quantité plus ou
moins variable.

Enfin si dans le but de tapisser le pharynx d'un
enduit muqueux, afin d'éviter l'irritation que produit sur cette région l'air et les crachats expulsés,
on prescrit des boissons gommeuses, on aura soin
de ne les faire qu'avec de l'eau de pluie, qui,
comme on sait, ne contient pas de chaux.

La nutrition alimentaire ne doit se composer que
de potages au gras, de viandes rôties, bœuf, veau,
mouton, volaille et œufs, il faut surtout que le malade
s'abstienne complètement de laitage, et qu'il boive
pendant ses repas, du vin de Bordeaux coupé avec
de l'eau de Seltz, qui, contenant de l'acide carbonique, est encore un moyen pour dissoudre la
chaux des tubercules.

Le régime des scorbutiques doit être tonique,
et leur nourriture animalisée; on ne doit leur faire
habiter qu'un milieu sec et aéré, et tous les jours
les soumettre aussi pendant plusieurs heures à une
ventilation artificielle.

Chez une demoiselle de trente ans, qui avait
depuis dix mois une hydropisie du genou, dont la
tumeur offrait le volume d'un œuf de poule, j'ai

retiré de l'emploi de l'eau à la température de glace fondante, les résultats les plus importants. Dès le début de l'affection, on avait employé sans succès les frictions mercurielles, les vésicatoires volants, l'application de compresses imbibées d'une solution d'hydrochlorate d'ammoniaque, etc.

Après ces divers traitements, cette femme étant venue réclamer mes soins, je crus utile de faire une ponction dans la tumeur et d'y injecter de la teinture d'iode. Trois jours après cette injection, la tumeur étant reparue, j'essayai une compression graduée, les frictions mercurielles, les vésicatoires volants; je lui appliquai aussi des compresses imbibées de solution d'hydrochlorate d'ammoniaque. Au bout de six femaines, la malade n'éprouvant de tous ces moyens aucune amélioration, je me déterminai à lui pratiquer une nouvelle ponction et injecter encore de la teinture d'iode. Mais quelle fut ma surprise, le lendemain à ma visite, de voir sortir par la petite ouverture, du pus mêlé à de la sérosité visqueuse. Après avoir bien réfléchi, je pensai qu'en appliquant d'une manière continue, du froid sur le genou, je parviendrais sans doute, en abaissant la température, à y modifier les rapports des actes de composition et de décomposition, dont la trop grande multiplicité entretenait ici l'inflammation. Une vessie, contenant de l'eau et suspendue au

3

plafond, fut appliquée constamment sur le genou, et maintenue nuit et jour à la température de glace fondante, par des morceaux de glace que l'on y introduisait dès que ceux qu'on y avait mis précédemment étaient fondus. La malade, qui prenait en même temps des tisanes amères, du sirop d'iodure de fer, et qui était aussi soumise à un régime tonique et animalisé, fut entièrement guérie après dix-huit jours de ce traitement.

Dans ce Mémoire, mon but est de démontrer que toutes les fonctions de l'organisme ne tendent qu'au maintien toujours constant de la chaleur animale à 38° c.; que cette moyenne thermométrique ne peut être entretenue et reproduite que par l'alimentation, fonction favorisée elle-même par l'évaporation; que l'inflammation n'est due qu'à un excès de calorique, fluide qui en s'évaporant plus ou moins difficilement en raison des températures particulières à chaque climat, produit les diverses maladies; que l'anémie ne dépend que d'une alimentation insuffisante, quelles qu'en soient les causes, ou plutôt de l'état d'appauvrissement dans lequel se trouve le sang, ce qui ne permet plus à ce fluide de fournir aux actes de composition et de décomposition la quantité nécessaire de principes pour entretenir convenablement les tissus des organes et produire la somme de chaleur qui, quoique toujours à 38° c., n'est pas alors assez suffisante pour résister à l'action atmosphérique. Et enfin que les moyens de guérison ne consistent, pour l'inflammation, que dans un abaissement gradué de la température, et pour l'anémie, que dans un traitement tonique qui puisse rendre au sang ses parties intégrantes.

J'ose espérer qu'en établissant ainsi la moyenne thermométrique de la chaleur animale, j'ai indiqué la seule voie qui avec les moyens puissants d'analyse que nous possédons, puisse nous permettre de pénétrer plus avant dans les secrets de l'économie vivante ; d'apprécier plus facilement les causes morbides, et d'établir enfin sur des bases positives, la science qui a pour but de protéger la vie des hommes.

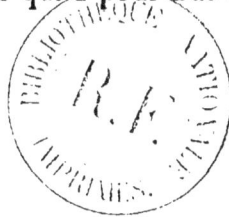

Imprimerie de RAYNAL, à Rambouillet.

www.ingramcontent.com/pod-product-compliance
Lightning Source LLC
Chambersburg PA
CBHW071428200326
41520CB00014B/3606